UNIVERSITÉ DE MONTPELLIER

[illegible]

[titre illegible] ABDOMINO-[illegible]

[illegible]

THÈSE POUR LE DOCTORAT EN MÉDECINE

[illegible]

Marie Joseph [illegible] DANDRÉ [illegible] CÉLINE

[illegible]

FACULTÉ DE MÉDECINE ET DE PHARMACIE DE BORDEAUX

ANNÉE 1902-1903   N° 96

CONTRIBUTION A L'ÉTUDE

DE LA

VOIE ABDOMINO-DIAPHRAGMATIQUE

Dans la chirurgie du cœur et du péricarde

THÈSE POUR LE DOCTORAT EN MÉDECINE

présentée et soutenue publiquement le 4 Février 1903

PAR

Marie-Joseph-Odat **LAROCHE de FÉLINE**

ANCIEN EXTERNE DES HÔPITAUX

Né à Eymet (Dordogne), le 30 septembre 1867.

Examinateurs de la Thèse
{ MM. LANELONGUE, professeur... *Président.*
  DEMONS, professeur... }
  POUSSON, agrégé........ } *Juges.*
  CHAVANNAZ, agrégé........ }

Le Candidat répondra aux questions qui lui seront faites sur les diverses parties de l'Enseignement médical.

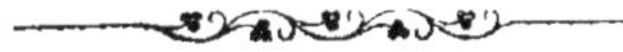

BORDEAUX
IMPRIMERIE Y. CADORET
17, RUE POQUELIN-MOLIÈRE, 17

1903

FACULTÉ DE MÉDECINE ET DE PHARMACIE DE BORDEAUX

M. DE NABIAS......... Doyen. | M. PITRES.... Doyen honoraire.

PROFESSEURS

MM. MICÉ....................
DUPUY.................... } Professeurs honoraires.
MOUSSOUS..............

MM.		MM.
Clinique interne...... { PICOT. PITRES.	Physique biologique et électricité médicale...	BERGONIÉ.
Clinique externe...... { DEMONS. LANELONGUE.	Chimie...............	BLAREZ.
Pathologie et thérapeutique générales..... VERGELY.	Histoire naturelle......	GUILLAUD.
	Pharmacie............	FIGUIER.
Thérapeutique....... ARNOZAN.	Matière médicale.......	DE NABIAS.
Médecine opératoire... MASSE.	Médecine expérimentale.	FERRÉ.
Clinique d'accouchements..... LEFOUR.	Clinique ophtalmologique	BADAL.
Anatomie pathologique COYNE.	Clinique des maladies chirurgicales des enfants............	PIÉCHAUD.
Anatomie........... CANNIEU.	Clinique gynécologique.	BOURSIER.
Anatomie générale et histologie........ VIAULT.	Clinique médicale des maladies des enfants.	A. MOUSSOUS
Physiologie......... JOLYET.	Chimie biologique......	DENIGÈS.
Hygiène .... LAYET.	Physique pharmaceutique......	SIGALAS.
Médecine légale...... MORACHE.	Pathologie exotique....	LE DANTEC.

AGRÉGÉS EN EXERCICE :

SECTION DE MÉDECINE (*Pathologie interne et Médecine légale*).

MM. CASSAËT. | MM. MONGOUR.
SABRAZÈS. | CABANNES.
HOBBS. |

SECTION DE CHIRURGIE ET ACCOUCHEMENTS

Pathologie externe { MM. DENUCÉ, BRAQUEHAYE CHAVANNAZ. BÉGOUIN. | Accouchements { MM. FIEUX. ANDERODIAS.

SECTION DES SCIENCES ANATOMIQUES ET PHYSIOLOGIQUES

Anatomie....... { MM. GENTES, CAVALIÉ. | Physiologie......... MM. PACHON. | Histoire naturelle..... BEILLE.

SECTION DES SCIENCES PHYSIQUES

Chimie............... M. BENECH. | Pharmacie............ M. DUPOUY.

COURS COMPLÉMENTAIRES :

Clinique des maladies cutanées et syphilitiques............ MM. DUBREUILH.
Clinique des maladies des voies urinaires .... POUSSON.
Maladies du larynx, des oreilles et du nez............... MOURE.
Maladies mentales..................................... RÉGIS.
Pathologie externe.................................... DENUCE.
Pathologie interne.................................... RONDOT.
Accouchements....................................... ANDERODIAS.
Physiologie .... PACHON.
Embryologie .... PRINCETEAU.
Ophtalmologie.. LAGRANGE.
Hydrologie et minéralogie.............................. CARLES.

Le Secrétaire de la Faculté : LEMAIRE.

A LA MÉMOIRE DE MA MÈRE

A MON PÈRE

———

A MA FEMME

———

MEIS ET AMICIS

A Monsieur le Docteur Francis VILLAR

Professeur agrégé à la Faculté de Médecine de Bordeaux,
Chirurgien des Hôpitaux,
Membre correspondant de la Société de Chirurgie de Paris,
Officier d'Académie.

A Monsieur le Docteur POUSSON

Professeur agrégé à la Faculté de Médecine de Bordeaux,
Chargé du cours de clinique des maladies des voies urinaires,
Chirurgien des Hôpitaux,
Membre correspondant de la Société de Chirurgie de Paris,
Officier de l'Instruction publique.

A MES ANCIENS MAITRES

CONTRIBUTION A L'ÉTUDE

DE

LA VOIE ABDOMINO-DIAPHRAGMATIQUE

DANS LA CHIRURGIE DU CŒUR ET DU PÉRICARDE

INTRODUCTION

Le travail choisi pour sujet de notre thèse inaugurale peut paraître hasardeux ou du moins prématuré : cependant la chirurgie du cœur a fait de grands progrès depuis ces trois ou quatre dernières années ; un nouvel élan a été donné à la question au dernier congrès français de chirurgie tenu à Paris au mois d'octobre 1902.

L'expérimentation et certains faits cliniques ont démontré que le chirurgien pouvait s'attaquer à l'organe central de la circulation ; on a déjà pu enregistrer quelques succès et des plus brillants.

Nous désirons aujourd'hui apporter une contribution à l'étude de la chirurgie cardio-péricardique en abordant un côté spécial, la voie d'accès sur le cœur et sur le péricarde, par l'abdomen à travers le diaphragme. Cette voie est à peine connue : on sait, en effet, que c'est par la partie antérieure, après résection de la paroi thoracique, que les chirurgiens ont cherché à arriver sur le cœur et sur le péricarde.

Cette étude comprendra les chapitres suivants :

Un chapitre préliminaire qui aura pour but de rappeler la topographie de la région cardio-péricardique et nous permettra ensuite de mieux exposer notre sujet.

Le deuxième chapitre traitera du manuel opératoire.

Dans le troisième, nous exposerons les indications et les contre-indications.

Dans le quatrième, les avantages de la méthode.

Enfin dans un cinquième et dernier chapitre, nous mettrons les observations et les expériences.

Mais avant d'entrer dans l'étude de notre sujet, nous sommes heureux de remercier M. le professeur agrégé Villar qui nous en a suggéré l'idée et dont les conseils éclairés nous en ont grandement facilité l'exécution.

Respectueux de la vieille tradition, nous nous faisons un véritable bonheur d'adresser un public hommage à nos anciens maîtres. Que MM. Pousson, Rousseau Saint-Philippe, qui ont guidés nos premiers pas dans les hôpitaux, veuillent bien nous permettre de leur témoigner notre reconnaissance.

Nous prions surtout M. le professeur Lanelongue d'agréer l'hommage de cette modeste thèse qu'il nous fait l'honneur de présider et d'accepter aussi toute notre reconnaissance pour l'intérêt qu'il nous a toujours témoigné.

CHAPITRE PREMIER

Topographie de la région cardio-péricardique et péricardo-diaphragmatique.

Dans son ensemble, le péricarde peut être comparé à un tronc de cône aplati d'avant en arrière, à base inférieure et à sommet supérieur; toutefois, cette forme est en partie artificielle et représente plutôt celle du péricarde insufflé ou distendu, car en dehors de toute affection pathologique, le péricarde, immédiatement appliqué à la surface du cœur, reproduit la configuration générale de celui-ci et ne possède pas de forme propre. La surface extérieure du péricarde présente naturellement les mêmes rapports que le cœur lui-même : en arrière, le péricarde répond à la colonne vertébrale, dont il est séparé par les différents organes contenus dans le médiastin postérieur, œsophage, aorte thoracique, canal thoracique, veines azygos. Latéralement, il s'applique à la plèvre médiastine qui le sépare des poumons; il est uni à la séreuse pulmonaire par un tissu cellulaire lâche et peu abondant, au sein duquel cheminent les nerfs phréniques et les vaisseaux diaphragmatiques supérieurs ; en avant, enfin, il répond à la paroi sterno-costale doublée de la plèvre et des muscles triangulaires du sternum.

Pour le sujet qui nous regarde, nous n'aurons à étudier, comme Mauclaire, que la base diaphragmatique, l'angle péricardo-thoracique ou sterno-péricardique, les angles péricardo-thoraciques ou angles costo-péricardiques. Enfin et pour terminer ce chapitre, les rapports du bord droit du cœur et du sinus diaphragmatico-péricardique.

Rapports de la base du péricarde avec le diaphragme. — D'après Testut, la base du péricarde repose sur la convexité du diaphragme à laquelle elle adhère dans une étendue qui varie de 7 centimètres et demi à 11 centimètres dans le sens transversal et de 5 à 6 centimètres et demi dans le sens antéro-postérieur, la zone d'adhérence du péricarde au diaphragme répond à la foliole moyenne du centre phrénique, qu'elle déborde à gauche de 25 à 30 millimètres, quelquefois plus.

Dans son ensemble, elle affecte la forme d'un ovale irrégulier dont la grosse extrémité est située à droite et dont le grand axe se dirige obliquement d'arrière en avant, de droite à gauche. On peut la comparer à un triangle curviligne dont les trois côtés seraient antérieur, droit, gauche. Le bord antérieur dirigé transversalement passe généralement à la limite antérieure de la foliole moyenne. Le bord gauche, fortement oblique d'arrière en avant et de droite à gauche, passe un peu en avant (10 millimètres) de l'échancrure postérieure du centre phrénique. Le bord droit, beaucoup plus court que le bord gauche, légèrement oblique en arrière et en dedans, répond assez exactement à la ligne d'union de la foliole moyenne avec la foliole droite; le bord droit et le bord gauche se rencontrent réciproquement un peu à droite de la ligne médiane sur le côté quadrilatère qui livre passage à la veine cave inférieure.

Sur le côté antérieur de ce triangle, les deux tuniques fibreuses péricardique et diaphragmatique sont très adhérentes, de même sur la moitié antérieure du côté droit jusqu'à deux ou trois centimètres de la face antérieure de la veine cave.

D'après l'anatomie de Poirier, l'insertion du péricarde sur le diaphragme est presque transversale ou tout au moins parallèle à la paroi thoracique à gauche. A droite, l'angle serait tronqué et de près de 30°, les deux moitiés, gauche et droite, de la face antérieure du péricarde font un angle de 160° environ à sommet dirigé en avant, mais ce sommet n'est pas en contact avec le sternum. Il en serait séparé de plusieurs centimètres, l'ensemble de cette face antérieure regarde en arrière et à gauche, ce qu'explique la direction oblique de haut en bas, de droite à gauche et d'arrière en avant de la base du péricarde.

Mauclaire, qui sur plusieurs sujets a fait la grande incision diaphragmatique, reconnaît que les descriptions de Testut et Poirier sont exactes et représentent la moyenne des dispositions normales.

Il a noté que l'extrémité gauche du péricarde empiète sur le tissu musculaire du diaphragme de cinq à six centimètres à gauche de la foliole antérieure.

Angle péricardo-thoracique ou sterno-péricardique. — La paroi antérieure du péricarde est séparée du sternum en haut par une distance de trois à cinq centimètres, en bas par une distance de un centimètre au plus que comble le ligament sterno-péricardique inférieur. Il y a donc un angle péricardo-thoracique ou sterno-péricardique à sinus supérieur, très variable d'après Testut suivant les sujets et dont l'ouverture doit être en moyenne de 8° à 10°. D'après Mauclaire, si on explore la cavité péricardique par une incision faite sur la face inférieure du diaphragme sans que la poitrine ait été ouverte, la paroi antérieure du péricarde est appliquée contre le sternum, le péricarde s'écarte au contraire du sternum si le thorax a été ouvert et cet angle disparaît car le sommet est tronqué. Sur une coupe de Pansh, la face antérieure du péricarde, tout en étant oblique en haut et en arrière, décrit une légère courbe à concavité postérieure. Ce fait a son importance, car il explique quelques variations observées sur les coupes horizontales au point de vue des rapports du péricarde et du sternum.

Angles péricardo-thoraciques à sinus latéral droit et gauche ou angles costo-péricardiques. — Etant donnée la direction oblique en bas, en avant et à gauche du péricarde fibreux, peut-on décrire à droite et à gauche un angle péricardo-thoracique ou costo-péricardique à sinus latéral droit ou gauche ayant un sommet sternal, un côté antérieur représenté par la paroi thoracique, un côté postérieur représenté par la face antérieure du péricarde fibreux ?

A l'état pathologique, c'est-à-dire dans les cas d'épanchements pleuraux, l'existence de cet angle n'est pas douteuse. Par contre, il disparaît ou il est modifié dans les cas d'épanchements péricardiques soit chez les malades, soit après injections péricardiques sur des cadavres.

A l'état normal, cet angle est à rechercher sur les coupes horizontales du thorax faites aux environs de la huitième vertèbre dorsale.

Sur les coupes de Pirogof, l'angle péricardo-thoracique latéral gauche est à peine dessiné et son sommet est à gauche, à quelques centimètres du bord sternal. L'angle péricardo-thoracique droit est de 15° à 20°; son sommet répond à la face postérieure du sternum. La moitié gauche et la moitié droite de la face antérieure du péricarde font ensemble un angle obtus de 170° à sommet sternal et regardant en arrière et à gauche.

Sur une coupe de Lushka faite au même niveau chez un nouveau-né, l'angle péricardo-costal gauche est peu dessiné, son sommet répond au bord gauche du sternum. C'est, il est vrai, plutôt un cul-de-sac sur une longueur de 4 à 5 centimètres; puis, le bord latéral gauche du péricarde fait son angle classique avec le thorax dont il est séparé par la languette pulmonaire. A droite, l'angle péricardo-thoracique latéral est très net, il est de 14° à 20°.

Sur une coupe de Lushka reproduite dans l'anatomie de Poirier, la face antérieure du péricarde décrit une courbe très légère à concavité postérieure, sans angle bien net au niveau du sternum, mais regardant en arrière et à gauche.

Sur une coupe de Rudinger, on voit à gauche plutôt une gouttière qu'un angle; par contre, à droite, le péricarde et le thorax font un angle de 30°, on y trouve également la même courbe de la face antérieure signalée plus haut.

Sur une coupe de Branne, au niveau de la huitième vertèbre dorsale, les deux angles péricardo-thoraciques latéraux ont un sommet sternal; le gauche paraît avoir 5° à 8°, le droit, 12° environ.

Même disposition dans une coupe de Merkel faite au même niveau.

Sur une coupe pratiquée par Pansh, au niveau de la neuvième vertèbre dorsale, les deux angles péricardo-costaux sont sensiblement égaux et leur sommet répond à la moitié droite de la face profonde du sternum.

Sur une coupe de la poitrine représentée par B. Anger au niveau de la troisième côte, les deux angles péricardo-thoraciques sont à peu près égaux; mais ici la coupe est faite en un point élevé au niveau duquel le péricarde s'est écarté quelque peu de la face profonde du sternum.

A ce niveau, la face antérieure du péricarde est peut-être un peu concave en arrière.

Sur une coupe horizontale de Testut faite au niveau de la onzième dorsale, l'angle costo-péricardique ou péricardo-thoracique latéral gauche est très net.

Cet angle est d'une dizaine de degrés. Son sommet ne part pas du sternum, mais de quelques centimètres à gauche, l'angle droit est plus grand.

Pour Delorme et Mignon, ces angles latéraux costo-péricardiques existent également; en effet, disent ces auteurs, à l'extrémité gauche péricardique, la distance qui sépare le péricarde de la paroi n'est pas moindre de 3 à 5 centimètres, tandis qu'elle n'est que de 1 centimètre près de l'articulation sternale du septième cartilage. Cet espace chondro-péricardique est en partie occupé par le poumon.

Au niveau de l'appendice xyphoïde, insertions diaphragmatique et péricardique se confondent presque. Près de l'angle externe gauche du péricarde, elles ont 6 à 7 centimètres de longueur. Cette mesure indique la profondeur à laquelle un instrument devrait pénétrer pour atteindre le péricarde à ce niveau.

Pour Mauclaire, en explorant la cavité péricardique par une incision faite à la face inférieure du diaphragme sans que le thorax ait été ouvert, il trouve un angle péricardo-thoracique droit de 20° approximativement, et un angle péricardo-thoracique gauche de 10° au maximum.

Rapports du bord droit du cœur et du sinus diaphragmatico-péricardique. — « A l'état normal, disent Delorme et Mignon, l'insertion péricardo-diaphragmatique est déjà séparée du cœur d'une distance de un à deux centimètres. A l'état pathologique, cette distance est plus grande ; le bord inférieur du cœur est refoulé en haut et en arrière. Dans cet espace on peut pénétrer dans la cavité péricardique sans blesser le cœur. Dans cet angle on peut placer les drains après l'incision péricardique ».

Mauclaire a vérifié l'exactitude de ce fait qui a son importance, puisqu'il permet de sectionner le diaphragme sur sa face inférieure sans crainte de blesser le bord du cœur.

CHAPITRE II

Manuel opératoire.

Avant de décrire le manuel opératoire de la voie abdomino-diaphragmatique, je tiens à dire un mot sur la voie épigastrique extra-péritonéale proposée par Larrey pour ouvrir le péricarde dans le cas d'un épanchement de fluide dans sa cavité.

Voici comment opérait Larrey : Il pratiquait l'opération dans le point le plus déclive de la poche formée par cette membrane ; ce point, qu'il appelait d'élection, correspond à l'intervalle qui s'observe entre la base du cartilage xyphoïde du côté gauche et les extrémités réunies de ceux des septième et huitième côtes du même côté. C'est dans cet espace triangulaire, celluleux, qu'il faisait une incision oblique de la jonction du cartilage de la septième côte au sternum, le long de son bord inférieur, jusqu'à l'extrémité du cartilage de la huitième, lequel s'unit par un tissu cellulaire serré à celui de la septième. Dans cette incision, qui intéressait quelques fibres de la première digitation du muscle droit et du grand oblique, on comprenait le tissu lamelleux qui se continue dans ce qu'on appelait la fausse lame du péritoine, et l'on arrivait ensuite immédiatement dans le point saillant du péricarde, qui se fait jour à travers l'espace triangulaire que l'on trouve entre les deux premières digitations du diaphragme. Il suffisait ensuite de porter avec précaution la pointe du bistouri en haut et un peu de droite à gauche, pour entrer dans le péricarde, sans toucher au péritoine, on coupait à peine une petite portion du bord antérieur du diaphragme au point de son attache au bord postérieur du cartilage de la septième côte, et dans ce trajet on ne rencontrait aucun vaisseau essentiel. L'artère mammaire passé en effet un peu plus en dehors pour se rendre en arrière du sterno-pubien où elle s'anastomose avec l'épigastrique.

Larrey ajoutait : Ainsi cette opération d'une facile exécution est de toutes les méthodes celle qui présente le moins de danger, quant à la lésion du cœur, et offre le plus de chances de succès :

1° Parce que, dans ce point déclive, la paroi interne du péricarde s'éloigne d'autant plus du cœur que la collection du liquide qu'il renferme est plus considérable.

2° Qu'en raison de cette déclivité, les fluides s'écoulent aisément et sans gêner l'action du cœur ;

3° Qu'enfin si l'adhérence de cette membrane, par suite du travail d'inflammation, doit se faire au cœur, elle peut se borner à la surface inférieure et conserver dans le reste de son étendue sa propriété exhalante.

Delorme et Mignon font remarquer que, par ce procédé, on peut manquer la cavité péricardique, en déviant soit en avant du péricarde soit en dehors vers le cul-de-sac pleural ou en bas vers le péritoine.

Mauclaire qui a essayé cette incision sur le cadavre et Villar qui l'a expérimentée sur le cadavre et sur le chien, disent que si on s'en tient à ses limites, on n'a qu'une voie très étroite. On pourrait peut-être réséquer l'appendice xyphoïde dans un cartilage costal. Mais les anomalies des culs-de-sac pleuraux décrites par Delorme, Mignon et Voivitch font craindre un pneumothorax, c'est donc un procédé que l'on ne doit conserver que comme une voie de drainage.

Manuel opératoire de la voie abdomino-diaphragmatique. — Voici comment cette voie a été décrite par Mauclaire.

L'incision diaphragmatique exploratrice que nous avons faite sur le vivant et que nous proposons, doit être soit horizontale, c'est-à-dire transversale, soit un peu oblique de droite à gauche et d'avant en arrière.

Elle part du milieu de la concavité diaphragmatique, mais pas du sommet de cette concavité, un peu plus en avant; les battements du cœur contre le diaphragme servent de point de repère, car on incisera un peu en avant de la ligne transversale répondant à ces battements. Cette incision, longue de 4 à 5 centimètres, se dirigera vers la pointe du cœur sans l'atteindre évidemment, ce qui est facile par ce fait que la concavité du diaphragme est moins grande à gauche qu'à droite.

Pour l'incision, le bistouri sera dirigé non pas en arrière, mais en avant pour ne pas blesser le bord droit du cœur. Une fois l'ouverture commencée sur la paroi diaphragmatico-péricardique, c'est sur le doigt que le reste de l'incision est faite avec les ciseaux mousses. Répétons que les battements très visibles de la pointe du cœur servent de guide pour éviter de blesser celle-ci. Quand cette incision est faite, on voit bien et on peut explorer la base du péricarde, la pointe du cœur et la moitié inférieure du bord droit.

On peut subluxer un peu en haut l'appendice xyphoïde, mais il ne faut pas le réséquer, car la plèvre passe quelquefois derrière lui.

En réséquant le bord gauche du thorax, on pourrait explorer une plus grande étendue de la surface du cœur. Ce qui gêne surtout dans cette exploration par la voie diaphragmatique, ce sont les mouvements respiratoires; aussi l'opération faite sur le cadavre ne nous donne qu'une faible idée de ce qui se passe en réalité sur le vivant.

Dans tous les cas, la résection pourrait porter : 1° sur les neuvième et dixième cartilages costaux au niveau des neuvième et dixième articulations chondro-costales; 2° sur le huitième cartilage costal à 1 centimètre en avant de la huitième articulation chondro-costale; et enfin on séparera le point cartilagineux qui unit le huitième cartilage costal au septième. M. Rochard reproche, il est vrai, à cette résection d'être un peu compliquée et que, si elle n'est pas méthodiquement pratiquée, elle peut exposer à une blessure de la plèvre.

Cependant, en suivant le tracé sus-indiqué, la plèvre a bien des chances de rester intacte.

D'autre part, comme le lobe du foie est difficile à abaisser, ne pourrait-on pas couper le ligament suspenseur, quitte à le suturer après l'exploration péricardo-cardiaque? Ajoutons qu'avec une valve en gouttière embrassant la région xyphoïdienne, on se donne beaucoup de jour. Il ne semble pas que cette incision transversale de la foliole moyenne puisse léser une des branches internes des artères diaphragmatiques inférieurs, ni les rameaux des artères diaphragmatiques supérieures, branches de la mammaire interne; ni les veines qui accompagnent ces artérioles. Quant aux nerfs, nous voyons le phrénique droit perforer le diaphragme au côté externe de la veine cave inférieure, le phrénique gauche contourne de haut en bas et de dedans en dehors le bord gauche du cœur jusqu'à la pointe; c'est au niveau de cette pointe qu'il prend contact avec le diaphragme. Il est plus long puisque la voussure diaphragmatique s'élève un peu moins haut à gauche qu'à droite.

Seule l'anastomose transversale que s'envoient les deux phréniques à la face convexe et à la face concave du diaphragme pourrait être lésée. Mais ce muscle a bien d'autres nerfs. D'ailleurs l'anastomose transversale de la face convexe passé en avant du péricarde. Les autres nerfs du diaphragme, les plexus diaphragmatiques sont en dehors de la portion péricardique du muscle.

L'exploration où l'intervention péricardo-cardiaque terminée, avec une aiguille très courbe, la suture du diaphragme devra être faite avec soin pour éviter ultérieurement une hernie diaphragmatique. A ce point de vue, le drainage sera aussi rare que possible. Pour éviter toute hernie consécutive, on pourrait même fixer par deux ou trois points de suture le lobe gauche du foie au diaphragme et même l'estomac et le côlon transverse entre eux par quelques points, puisque ce sont eux qui s'insinuent le plus souvent dans les hernies diaphragmatiques.

La lésion faite au diaphragme par cette incision ne paraît pas devoir gêner la respiration. Schneder et Green, de par leurs expériences, affirment que ce muscle n'est pas nécessaire à la respiration, chez le chien tout au moins.

CHAPITRE III

Indications. Contre-indications.

La voie ou incision diaphragmatico-péricardique peut être une voie exploratrice ou curatrice dans certains cas de ruptures : plaies, corps étrangers, adhérences du péricarde et du cœur et enfin dans le massage du cœur.

Exploration transdiaphragmatique pour ruptures traumatiques du cœur. — Ces ruptures ne sont point rares, puisque Loison en a réuni 54 observations.

Ce qui est grave dans ces ruptures du cœur, qu'elles soient traumatiques ou spontanées, c'est l'épanchement sanguin intra-péricardique, car c'est lui qui comprime le cœur et en détermine l'arrêt subit et la mort.

Mauclaire dit qu'il y a quelque chose de paradoxal. En effet, tantôt une légère compression du cœur peut en déterminer l'arrêt. Tantôt elle peut au contraire faire reparaître les mouvements rythmiques. Chez le chien, le fait est évident : chez l'homme, les observations de retour des battements cardiaques après massage sont encore peu nombreux.

Dans tous les cas, cet épanchement sanguin compresseur du cœur est la cause de bien des morts rapides. François Franck et Lagrolet son élève l'ont parfaitement démontré.

Le sang est souvent coagulé et l'on doit pratiquer le plus vite possible l'ablation du caillot. Entre la simple petite fissure avec faible hémorrhagie et la large fente du ventricule avec hémorrhagie foudroyante, on a noté tous les intermédiaires et, quoi qu'il en soit, la voie basse ou diaphragmatico-péricardique peut très bien suffire pour évacuer le sang si on le juge nécessaire et utile. D'autant que le diagnostic de rupture cardiaque étant difficile, il serait imprudent de pratiquer d'emblée une thoraco-tomie exploratrice.

Exploration transdiaphragmatique pour plaies du cœur. — Le diagnostic de plaie pénétrante du péricarde n'étant pas non plus toujours facile à poser, même au cours d'une intervention, comme cela est arrivé à Vallas, ne pourrait-on pas (comme le dit Mauclaire et avec lui M. Villar, avant de se résoudre aux larges résections costales), dans quelques cas, faire préliminai-rement l'exploration du péricarde et du cœur par la voie dia-phragmatique ?

On a vu en effet des balles contourner simplement la pointe du cœur sans entrer dans celui-ci.

Etant donné qu'il existe même des observations de contusion du péricarde avec hémorrhagie intra-péricardique sans que le péricarde ait été perforé, l'hémorrhagie venant soit du péri-carde, soit du cœur, soit d'un vaisseau coronaire et n'étant pas toujours très abondante, ne pourrait-on pas faire l'ablation du ou des caillots par la voie diaphragmatique ?

Exploration transdiaphragmatique pour plaies thoraco-abdo-minales. — Si la plaie est thoraco-abdominale, la voie diaphrag-matique est tout indiquée ; le ventre ouvert, on peut agrandir la plaie diaphragmatique et explorer la cavité péricardique et le cœur. Or les plaies de l'espace de Traube sont assez fréquen-tes. Les symptômes qui dominent sont presque toujours des symptômes abdominaux provoqués par la lésion de l'estomac. Il faut donc commencer en général par la laparotomie quand les lésions péricardiques ou cardiaques ne sont pas menaçantes. Cette laparotomie une fois faite, pourquoi, au lieu de réséquer la paroi thoracique, chose toujours poignante, ne pas ouvrir le diaphragme ? Il en sera de même pour les plaies abdomino-thoraciques à trajet oblique ascendant.

Bouffleurs ayant à soigner un blessé qui avait reçu un coup de poignard dans la partie supérieure de l'abdomen pratiqua la laparotomie, et trouva une plaie du foie, du diaphragme et du péricarde ; il sutura ces différents organes.

Exploration transdiaphragmatique pour corps étrangers du péricarde, de la pointe du cœur, aiguilles, etc. — La blessure de la pointe du cœur par une aiguille qui souvent reste logée dans l'épaisseur du cœur est très fréquente, puisque Fischer en a réuni 52 cas sur 401 observations de plaies du cœur.

Théoriquement, dit Mauclaire, rien n'est plus facile d'explorer la pointe du cœur et de retirer le corps étranger s'il n'est pas complètement enfoncé.

De même, par voie rétrograde, on pourrait repousser de dedans en dehors un fragment d'épingle cassé et faisant saillie dans la cavité péricardique, et s'il y a infection du péricarde, drainer par le procédé Larrey.

Sur le cadavre, on peut par la voie diaphragmatique explorer non seulement la cavité péricardique et son contenu, mais encore le médiastin postérieur, c'est-à-dire l'œsophage. Ce fait a son importance, vu les très nombreux cas d'ulcérations et de plaies du péricarde et du cœur par des aiguilles, des épines, des os, des dentiers ayant perforé l'œsophage.

Cas d'Andrew, où une arête de poisson venue de l'estomac perfora celui-ci, puis le diaphragme pour aller ouvrir la veine coronaire.

Exploration transdiaphragmatique pour symphyses péricardiques. — Depuis le travail de Loison, on est frappé de la fréquence des symphyses péricardiques. Ces symphyses peuvent être d'ordre médical ou bien s'observent chez des malades qui ont eu une plaie du cœur.

Dans ces derniers cas, lorsqu'on peut faire l'autopsie peu de temps après, on trouve très souvent ces adhérences péricardiques provoquées par la lenteur du caillot à se résorber. Ces adhérences ne sont point anodines et elles ont souvent pu avancer la mort des malades en modifiant les conditions de la circulation sanguine.

C'est pourquoi M. Delorme a conseillé de rompre les adhérences cardio-péricardiques qui siègent le plus souvent à la pointe du cœur ou sur son bord gauche. Ce chirurgien conseille la résection du quatrième cartilage costal et du troisième si cela est nécessaire; il recommande de ne faire la rupture que sur les ventricules seulement, les oreillettes étant trop peu épaisses.

Puisque ces adhérences siègent le plus souvent du côté de la pointe du cœur, il nous semble qu'il y aurait là une indication pour aborder cet organe du côté de l'abdomen à travers le diaphragme.

Voie diaphragmatique pour le massage du cœur. — Ces temps derniers, on a tenté de faire le massage du cœur dans le cas de syncopes chloroformiques et l'on a employé surtout la voie thoracique. Pourquoi, comme le conseille Mauclaire, n'essayerait-on point la voie diaphragmatique qui aurait au moins le mérite de ne point faire de délabrement aussi considérable que la voie thoracique?

Cette idée a été mise en pratique par Poirier qui fendit d'un coup de pouce des faisceaux xyphoïdiens du diaphragme et par Mauclaire.

Mais, par exemple, toutes les fois qu'il y aura un pneumothorax gauche, il est bien entendu que c'est à la voie thoracique antérieure qu'il faudra donner et que nous donnerons la préférence pour explorer et traiter une plaie soit du cœur, soit du péricarde.

CHAPITRE IV

Avantages de la méthode.

D'une façon générale, la voie thoracique antérieure constitue la méthode de choix pour les interventions à pratiquer sur le cœur et sur le péricarde. En outre, ainsi que nous l'avons déjà dit plus haut, cette voie est seule applicable dans les cas où il existe du pneumo-thorax. Cependant, la voie thoracique antérieure présente de gros inconvénients qui sont les suivants :

1° De nécessiter un grand délabrement; 2° d'exposer à un pneumo-thorax.

Ces deux inconvénients disparaissent avec la voie abdomino-diaphragmatique qui se résume en une simple laparotomie supérieure, suivie de l'incision du diaphragme au niveau du péricarde. Cette voie donne évidemment moins de jour, mais elle doit être certainement plus bénigne; si elle ne peut pas s'adresser à tous les cas, elle trouvera ses indications surtout comme méthode exploratrice, elle sera tout à fait indiquée dans les cas de plaies thoraco-abdominales.

Nous ne nous arrêterons pas à discuter sur la valeur de la voie épigastrique extra-péritonéale de Larrey. Cette méthode, excellente pour le drainage du péricarde, ne donne pas assez de jour pour permettre d'agir sur le cœur, ainsi qu'il résulte des expériences pratiquées par Mauclaire sur le cadavre et par M. le professeur agrégé Villar sur le cadavre et sur le chien.

CHAPITRE V

Observations et expériences.

Observation I

Poirier.

Cas de mort par le chloroforme. Ouverture du diaphragme pour aller masser le cœur.

Il s'agit d'une femme chez qui le diagnostic de tumeur de l'estomac greffée sur un ulcère ancien avait été fait par Launois. Cette femme était d'une faiblesse extrême.

Le 5 décembre 1901, la malade fut portée à la salle d'opération et endormie avec la prudence et les précautions nécessaires. Elle s'endormit vite, facilement, sans la moindre résistance, et la respiration s'établit bientôt régulière. Alors ayant incisé le long de la portion sus-ombilicale de la ligne blanche, je me rendis compte qu'eu égard aux dispositions de la tumeur et à sa masse, il m'était impossible de faire autre chose qu'une gastro-entérostomie postérieure. Comme je commençais à relever le grand épiploon, le cœur s'arrêta brusquement au moment où je recommandais à l'externe d'agir avec la plus grande prudence pour l'administration du chloroforme. Je redressai la tête de la malade, elle présentait tous les caractères de la mort. La respiration s'arrêta au même instant. Ce fut foudroyant. Tout fut mis en jeu pour ranimer la malade. J'ordonnai les tractions rythmées, la respiration artificielle, les flagellations diverses ; tout cela fut exécuté simultanément, sans l'ombre de succès.

Comme tous les chirurgiens, j'ai quelque expérience des alertes chloroformiques, que j'ai toujours vu céder à la respiration artificielle. Ici, personne ne s'y trompa, ni les aides, ni le chirurgien ; la malade était morte du premier coup, par le cœur. J'avais joint aux efforts de mes aides la trachéotomie intercrico-thyroïdienne ; celle-ci, faite en un temps, par ponction, m'avait permis l'insufflation directe de l'oxygène. Pendant ce temps, Launois électrisait les phré-niques, et obtenait des mouvements thoraciques d'amplitude au moins normale.

Comme tout demeurait vain, je fendis d'un coup de pouce les faisceaux xyphoïdiens du diaphragme et je saisis le cœur à pleine main pour l'exciter ; je le trouvai flasque et vide : aucune de ses parties ne répondit à mes pressions ni à mes pincements. Les manœuvres de respiration artificielle furent continuées longtemps encore, mais sans aucun résultat.

OBSERVATION II

MAUCLAIRE

Massage du cœur par voie diaphragmatique.

Le 20 mai 1902, nous avons été appelé pour une alerte chloroformique survenue cinq minutes après le début de l'anesthésie, dans le service des hommes de M. Picqué, à l'hôpital Bichat ; après un quart d'heure de respiration artificielle, faite sans résultat, nous fîmes la trachéotomie, puis l'incision diaphragmatico-péricardique pour aller masser le cœur ; cette incision fut faite très rapidement. Malheureusement, cette opération « héroïque » fut inutile, il n'y eut pas un seul battement cardiaque. Nous n'avons pas osé mettre directement les électrodes sur le cœur. A l'autopsie, nous trouvâmes des adhérences pleurales sur tout le poumon gauche.

OBSERVATION III

MAUCLAIRE

Ecrasement antéro-postérieur du thorax. Contusion du cœur. Exploration du péricarde et du cœur par la voie diaphragmatique.

Les pièces que nous présentons viennent d'un malade âgé d'une vingtaine d'années entré, le lundi 14 avril 1902, dans le service de notre maître, M. Picqué, à l'hôpital Bichat. Cet homme, en état d'ivresse, avait été écrasé contre un mur par la roue d'une grosse voiture. Il fut transporté aussitôt à l'hôpital où je fus appelé à l'examiner :

Le facies paraît décoloré; la respiration est saccadée, irrégulière; le pouls est petit, avec des intermittences. A la palpation, on reconnaît des fractures de côtes au niveau des 3e, 4e et 5e côtes droites à l'union de leur tiers antérieur avec les deux tiers postérieurs, et au niveau des 2e et 3e côtes gauches, près du sternum. Au moment de l'entrée, on entendait, à distance, venant de la région cardiaque, un bruit de crépitation ou de frottement qui disparut ensuite et que j'attribue aux frottements des surfaces fracturées. Mais ce fait nous influença au point de vue du diagnostic.

A la percussion, je trouve de la sonorité thoracique exagérée dans l'hémithorax gauche. Je recherche la matité précordiale. Elle ne paraît pas plus grande qu'à l'état normal; la pointe du cœur ne paraît pas déplacée. L'espace de Traube a sa sonorité normale.

A l'auscultation, on entend un peu la respiration à gauche. Les bruits du cœur sont sourds, lointains, et j'entends un bruit difficile à qualifier; c'est comme un bruit de frottements, ou de drapeau, ou de corps de pompe qui aspire. Je ne trouve pas le bruit de moulin, caractéristique de l'épanchement d'air et de sang entre le péricarde et la face interne du poumon gauche.

Le malade est dans un état sinon comateux, du moins somnolent. Par moments, sa respiration semble s'arrêter, la figure pâlit et je crois que le malade va succomber en état de syncope.

Le diagnostic des lésions viscérales thoraciques me paraît bien difficile à préciser. Malgré la zone normale de matité précordiale, je pense volontiers à l'existence d'un épanchement sanguin, soit intra-péricardique, soit extra-péricardique, dans le lit du cœur, étant données les conditions de l'accident, l'état du pouls et la tendance à la syncope. On sait, d'ailleurs, combien le signe de l'augmentation de la matité précordiale est trompeur ou tout au moins n'est très net que si l'épanchement intra-péricardique est très abondant.

La situation me paraît pressante; la ponction exploratrice pure et simple si elle est positive nous montrera bien l'existence de l'épanchement sanguin, mais elle ne nous dira pas d'où vient le sang. Si le sang est coagulé, la ponction sera négative et de nombreux travaux nous ont montré les dangers de la ponction.

Etant donné l'écrasement du thorax, je me décide à pratiquer l'exploration du péricarde et du cœur non pas par la voie thoracique, mais par la voie diaphragmatique, avec l'aide de M. Lafoy, interne du service.

N'ayant pas ce qu'il faut pour endormir le malade avec l'éther, je fais donner du chloroforme ; le sujet est placé en position légèrement déclive, c'est-à-dire les épaules plus basses que le siège, une incision est faite depuis la base de l'appendice xyphoïde jusqu'à l'ombilic. La cavité abdominale étant ouverte, la main de notre aide abaisse le lobe gauche du foie ; l'estomac est recouvert et abaissé par une compresse ; les mouvements respiratoires rendent l'attaque du diaphragme assez lente, à travers celui-ci on voit battre la pointe du cœur. Il est impossible par la palpation de reconnaître s'il existe du sang dans la cavité péricardique. Nous incisons dès lors le diaphragme à 5 ou 6 centimètres à droite de la région où bat la pointe du cœur. Cette incision est faite en nous y reprenant à plusieurs fois, étant donnés la profondeur de la région et les mouvements du diaphragme ; l'appendice xyphoïde est subluxé en haut, l'incision péricardique faite, il s'écoule un cuiller à soupe d'un liquide séreux non sanguinolent.

De plus à ce moment, pour mon aide et pour moi, il ne nous paraît pas douteux qu'une forte bouffée d'air s'échappe du péricarde aussitôt ouvert. Dès lors le diagnostic de pneumo-péricarde par communication du poumon et du péricarde nous paraît évident. Nous verrons que l'autopsie montra que ce fut une illusion, car cette communication n'existait pas. C'est le diaphragme qui en s'abaissant faisait entrer de l'air dans la cavité péricardique, puis en se relevant il expulsait cet air ; étant donnés les mouvements respiratoires, l'incision du péricarde avait été pratiquée en plusieurs fois.

Une incision transversale de 3 centimètres étant faite, il nous fut facile, avec le doigt, d'explorer toute la pointe du cœur et la partie inférieure du bord droit. Comme il n'y avait pas de sang dans la cavité péricardique, nous nous contentâmes de mettre un drain dans notre incision péricardique, sans le faire dépasser outre mesure, et en le fixant par un catgut aux parois de l'incision diaphragmatique; celle-ci fut rétrécie, le drain vint sortir au niveau de la paroi abdominale; suture de celle-ci.

Le malade resta dans le même état jusqu'à une heure du matin. A ce moment-là, il succomba sans présenter de symptômes d'asphyxie, ni d'hémorrhagie.

Autopsie : Comme nous l'avons déjà dit, l'existence de la communication de la cavité péricardique avec la plèvre et le poumon nous avait paru évidente; aussi sur le cadavre nous ne recherchons pas le pneumo-thorax. Nous examinons le diaphragme ainsi que le cœur enlevé avec le péricarde fibreux et les vaisseaux de la base. Entre la face externe du péricarde et la face interne du poumon gauche, il n'y a qu'un peu de sang épanché. Mais le poumon est très congestionné à ce niveau; le péricarde ne présente pas d'autre ouverture que celle que j'ai faite; il n'y avait donc pas de pneumo-péricarde avant l'opération.

Après l'ouverture, le péricarde ne présente aucune trace d'ecchymose, mais c'est à la face postérieure du cœur, à l'entrecroisement du sillon vertical avec le sillon horizontal, que se trouvent plusieurs ecchymoses sous-péricardiques, dont une est large comme une pièce de 50 centimes.

A la coupe du cœur, il n'y a aucune lésion des valvules.

Nous notons, en outre, une fracture des 3e, 4e, 5e côtes droites à l'union de leur tiers antérieur avec les deux tiers postérieurs, et des 2e et 3e côtes gauches près du sternum avec ecchymoses sous-pleurales à ce niveau. Le sternum paraît intact.

EXPÉRIENCES

M. Mauclaire a fait des expériences sur le cadavre au sujet de cette voie; M. le professeur agrégé Villar a aussi pratiqué la méthode de Larrey et la méthode abdomino-diaphragmatique sur le cadavre et sur le chien. Ainsi que le font remarquer M. Mauclaire et M. Villar, les expériences sur le cadavre ne peuvent donner qu'une faible idée de ce qui se passe en réalité sur l'être vivant, étant donné que ce qui gêne surtout dans l'exploration cardiaque par voie diaphragmatique, ce sont les mouvements respiratoires.

Nous ne parlerons donc que de l'expérience pratiquée sur un chien d'assez forte taille par M. Villar. Voici le récit de cette expérience telle que je l'ai trouvée dans le *Bulletin du congrès de chirurgie.*

Expérience de M. Villar.

Injection de morphine, anesthésie au chloroforme. M'étant placé à gauche, je pratiquai d'abord le procédé de Larrey. Je dois dire qu'il donne très peu de jour, puis je traçai une incision verticale partant de l'appendice xyphoïde. Le ventre ouvert, je réséquai une portion du rebord costal, je saisis le diaphragme avec une pince de Museux, et, me guidant sur les battements du cœur, j'incisai ce muscle un peu obliquement de droite à gauche. Introduisant un doigt dans la cavité péricardique, je pus explorer le cœur, puis je suturai le diaphragme au catgut au moyen d'une aiguille courbe. Dès que le diaphragme fut incisé, la respiration se ralentit, les battements du cœur devinrent lents ; nous pensâmes même pendant l'exploration du cœur que le chien était mort. Mais lorsque le diaphragme fut suturé, la respiration se rétablit petit à petit et le chien ne tarda pas à revenir à son état normal. Lorsque je quittai le laboratoire, une heure plus tard, l'animal se promenait tranquillement dans une pièce voisine. Le troisième jour après l'opération, on s'aperçoit qu'il avait arraché quelques points de suture ; mon assistant en plaça d'autres. Le cinquième jour le chien arrache encore quelques fils, malheureusement le garçon de laboratoire ne m'en prévint pas et la mort survint le septième jour. Jusqu'au sixième jour tout allait bien ; l'animal mangeait bien et ne paraissait pas malade ; je crois qu'on aurait pu éviter cet insuccès.

Nous avons nous-même pratiqué l'exploration du cœur, par la voie abdomino-draphragmatique, sur le chien, avec le concours de M. le professeur agrégé Villar, dans le laboratoire de médecine opératoire de M. le professeur Masse.

Nous avons pu ainsi constater par nous-même :

1° Que l'accès sur le péricarde et le cœur est rapide et sans grande difficulté.

2° Que l'on peut facilement, à travers la plaie diaphragmatique, se rendre un compte exact de l'état du cœur et du péricarde.

Ajoutons que M. Peyraud, aide d'anatomie au laboratoire de médecine opératoire, a également expérimenté cette méthode sur le chien, mais en pratiquant une incision transversale au-dessous du rebord costal.

Vu bon a imprimer :
Le Président de la thèse,
M. LANELONGUE.

Vu : *Le Doyen,*
B. DE NABIAS.

Vu et permis d'imprimer :
Bordeaux, le 29 janvier 1903.
Le Recteur,
Gaston BIZOS.

INDEX BIBLIOGRAPHIQUE

LARREY. — Plaies du péricarde et du cœur. Cliniques chirurgicales, t. II.

POIRIER. — Anatomie du péricarde et du cœur. Anatomie, t. II.

TESTUT. — Anatomie du péricarde et du cœur. Anatomie, t. II.

MAUCLAIRE. — Plaies de l'espace de Traube, *Archives générales de médecine*, 1890.

DELORME. — Sur le traitement chirurgical de la symphyse cardio-péricardique. Société de chirurgie, 1898.

AUVRAY. — Plaies de l'espace de Traube. Congrès de chirurgie, 1899.

AUVRAY. — Plaies de l'espace de Traube. Société de chirurgie, 1901.

LOISON. — Blessures du péricarde et du cœur. *Revue de chirurgie*, 1899.

MAUCLAIRE. — Leçons sur les plaies et contusions du cœur. *Indépendance médicale*, 1900.

FONT RÉAUT (DE). — Plaies thoraco-abdominales. Thèse Paris, 1900-1901.

MAUCLAIRE. — Clinique sur la chloroformisation, *Gazette des hôpitaux*, 7 sept. 1901.

VILLAR (Francis). — Chirurgie du cœur. Voie abdomino-diaphragmatique. Congrès de chirurgie, Paris, 1902.

POIRIER. — Mort par le chloroforme. Incision diaphragmatico-péricardique. *Bulletins et mémoires de la Société de chirurgie de Paris*, janvier 1902.

MAUCLAIRE. — Écrasement antéro-postérieur du thorax. Contusion du cœur. Exploration du péricarde par la voie diaphragmatique. *Bulletins et mémoires de la Société anatomique de Paris*, mars 1902.

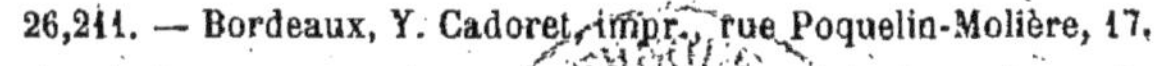

www.ingramcontent.com/pod-product-compliance
Ingram Content Group UK Ltd.
Pitfield, Milton Keynes, MK11 3LW, UK
UKHW020125080726
13614UKWH00005B/2052